BEI GRIN MACHT SICH IHR WISSEN BEZAHLT

AF166219

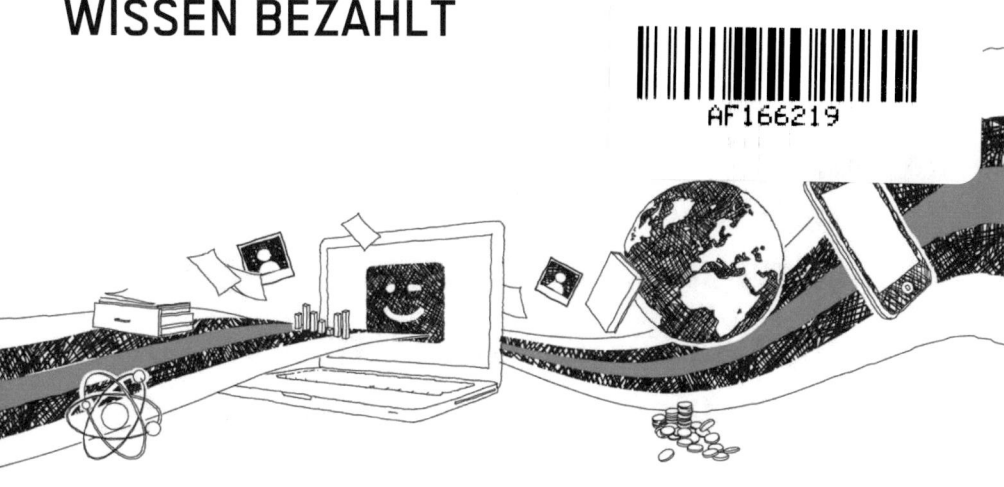

- Wir veröffentlichen Ihre Hausarbeit, Bachelor- und Masterarbeit

- Ihr eigenes eBook und Buch - weltweit in allen wichtigen Shops

- Verdienen Sie an jedem Verkauf

Jetzt bei www.GRIN.com hochladen und kostenlos publizieren

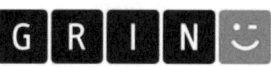

Betriebliche Gesundheitsförderung durch betriebliches Gesundheitsmanagement in mittelständischen Unternehmen. Projektarbeit zur Dissertation

Gerhard Schön
Fabian Renger

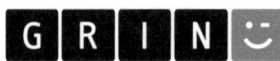

Bibliografische Information der Deutschen Nationalbibliothek:

Die Deutsche Nationalbibliothek verzeichnet diese Publikation in der Deutschen Nationalbibliografie; detaillierte bibliografische Daten sind im Internet über http://dnb.d-nb.de abrufbar.

ISBN: 9783346832092
Dieses Buch ist auch als E-Book erhältlich.

© GRIN Publishing GmbH
Nymphenburger Straße 86
80636 München

Druck und Bindung: Books on Demand GmbH, Norderstedt Germany
Gedruckt auf säurefreiem Papier aus verantwortungsvollen Quellen

Das vorliegende Werk wurde sorgfältig erarbeitet. Dennoch übernehmen Autoren und Verlag für die Richtigkeit von Angaben, Hinweisen, Links und Ratschlägen sowie eventuelle Druckfehler keine Haftung.

Das Buch bei GRIN: https://www.grin.com/document/1330878

PROJEKTARBEIT ZUR DISSERTATION

BETRIEBLICHE GESUNDHEITSFÖRDERUNG DURCH BETRIEBLICHES GESUNDHEITSMANAGEMENT IN MITTELSTÄNDISCHEN UNTERNEHMEN

SCHÖN, Gerhard[1], Doz. Dr. RENGER, Fabian[1,2]

[1] St. Elisabeth University Bratislava, Slovakia

[2] Medical Care Center Heidenheim an der Brenz, Germany

2023

Inhaltsverzeichnis:

1. Einleitung und Problembeschreibung

Die heutige Arbeitswelt ist seit vielen Jahren durch die beiden Megatrends Digitalisierung und Globalisierung gekennzeichnet. Das hat zu einer weltweiten Wettbewerbsverschärfung geführt und auch den Druck in den Unternehmen erhöht. Das Umfeld, in dem sich Unternehmen und ihre MitarbeiterInnen bewegen müssen, wird dadurch immer komplexer und belastender (Barauth & Ward 2014, S. 811). Arbeit muss in immer kürzerer Zeit erledigt werden. Wollen Unternehmen am Markt bestehen, müssen sie mit den sich ändernden Rahmenbedingungen nicht nur leben, sondern sich auch aktiv an sie anpassen (Petzold & Gathmann 2021, S. 5) und sie bewältigen. Weitere Aspekte erhöhen die Belastungssituation: der demographische Wandel mit immer älteren Arbeitnehmern und immer weniger Nachwuchskräften (Fachkräftemangel) sowie die ansteigende Lebensarbeitszeit und die Arbeitsmarktsituation, insbesondere in Zeiten der Krise (Corona-Pandemie und russischer Angriffskrieg gegen die Ukraine). Hinzukommen die Angst um den Bestand des Unternehmens bzw. um den eigenen Arbeitsplatz. Diese Faktoren zusammengenommen führen zu starken psychischen und physischen Belastungen des Personals.

Entscheidend für den Unternehmenserfolg ist aber der Mensch, sind die MitarbeiterInnen. Hauptsächlich er trägt durch seine Energie, Tatkraft, Phantasie und durch Innovationen zum Unternehmenserfolg bei (Gawke et al. 2019, S. 1). Für Unternehmen bedeutet dies: Sie müssen alles unternehmen, damit MitarbeiterInnen sich am Arbeitsplatz wohlfühlen und gesund sind, gesund bleiben bzw. auch wieder gesund werden. Nur wenn dies der Fall ist, können sie die maximal mögliche Arbeitsleistung erbringen, sind sie motiviert und gelingt die Arbeit bestmöglich. Sind dagegen ArbeitnehmerInnen übermäßig stark belastet, erhöht sich über kurz oder lang der Krankenstand. Dies bedeutet für Unternehmen hohe Kosten aufgrund der Erkrankung eines großen Teiles der Belegschaft. Außerdem kommt es zu Fehlentwicklungen wie der Zunahme von Absentismus (Fernbleiben von der Arbeit, ohne tatsächlich krank zu sein) und Präsentismus (Anwesenheit bei der Arbeit trotz Krankheit), die beim Unternehmen ebenfalls immense Kosten auslösen können. Die Corona-Pandemie kann in diesem Zusammenhang insgesamt zu einer Verschärfung der Problematik geführt haben, wie auch der Fehlzeiten-Report 2020 (Badura et al. 2020) festhält.

Dies sind die Ausgangsüberlegungen, die für die Etablierung der betrieblichen Gesundheitsförderung *(BGF)* und des betrieblichen Gesundheitsmanagements *(BGM)* führen. Beides ist für Unternehmen ein Muss, wenn sie Personal gewinnen und Personal im Unternehmen halten, also an das Unternehmen binden wollen. Im ersten Fall spricht man von externer Arbeitgeberattraktivität, im zweiten Fall von interner Arbeitgeberattraktivität. Erstere ist von Bedeutung für die Frage, ob sich Arbeitssuchende für ein Unternehmen entscheiden und sich bei ihm bewerben, letztere ist von Bedeutung, wenn es darum geht,

Mitarbeiter im Unternehmen zu halten und sie davon abzuhalten, in andere Unternehmen zu wechseln. Dies kann nur dadurch gelingen, dass Unternehmen Arbeitnehmern und Arbeitnehmerinnen Vorteile (Benefits) bieten. Denn diese steigern das Commitment, d. h. die Verbundenheit mit bzw. das Engagement für das Unternehmen. Dabei ist zu differenzieren zwischen dem *normativen Commitment* (Verbundenheit/Engagement aufgrund moralischer Verpflichtungen und normativer Vorstellungen), dem *affektiven Commitment* (Verbundenheit/Engagement aufgrund emotionaler Bindung an ein Unternehmen) und *abwägenden bzw. fortsetzungsbezogenen Commitment* (Verbundenheit/Engagement aufgrund eines Kosten-Nutzen-Kalküls (Meyer & Allen 1991).

Ein wesentliches Mittel, um Arbeitgeberattraktivität zu erreichen und das Commitment und die Motivation der Arbeitnehmer und Arbeitnehmerinnen zu gewinnen, sind die *BGF* und das *BGM*. Das BGM hat in den vergangenen Jahren zunehmend an Bedeutung gewonnen (Gimm 2018, S. 343). Eine Implementierung ist trotzdem oftmals nicht vorhanden. Vor allem kleine und mittlere Unternehmen scheitern hier an der Umsetzung, weil häufig Ressourcen und Know-How fehlen (Fischmann et al. 2020, S. 113).

Kleine und mittlere Unternehmen sind nach der Definition der EU-Kommission Unternehmen, die bis 249 Beschäftigte haben und bis maximal 50 Mio. € Umsatz erwirtschaften (EU-Kommission 2003).

Als Zwischenergebnis festzuhalten:

1. Die Gesundheit von Beschäftigten rückt zunehmend in den Fokus.

2. Unternehmen entwickeln daher seit Jahren zahlreiche Maßnahmen zur Förderung und zum Erhalt der Gesundheit ihrer Beschäftigten, also in der BGF und im BGM.

Zur Terminologie:

Häufig werden die Begriffe synonym verwendet, eine klare Abgrenzung erscheint jedoch sinnvoll. Die *BGF* setzt Maßnahmen zur Gesundheitsprävention in Unternehmen um und kann dabei präventive Maßnahmen (z. B. eine ergonomische Arbeitsplatzausstattung) ebenso wie prospektive Maßnahmen (z. B. Rückenschule) umfassen (Struhs-Wehr 2017, S. 6ff.).

Das *BGM* geht hierbei deutlich weiter als die zuvor beschriebene BGF, indem nicht mehr bloß einzelne Maßnahmen angeboten, sondern gesundheitsbezogene Maßnahmen in sinnvoller Weise miteinander im Unternehmen geplant, organisiert, adressiert und umgesetzt werden (Struhs-Wehr 2017, S. 6). Wirksamkeit hinsichtlich Gesundheitsprävention besitzen zweifelsohne beide Maßnahmen (Nägele 2016, S. 91), wenngleich ein strukturiertes Management der einzelnen BGF-Maßnahmen zielführender zu sein scheint.

Fraglich ist, warum viele Beschäftigte – wohlwissend um die positiven Auswirkungen eines *BGM* – nicht oder nur sehr eingeschränkt an den angebotenen Maßnahmen teilnehmen (Lohaus & Habermann 2018, S. 165). Dies liegt unter Umständen daran, dass zahlreiche weitere Faktoren auf die Gesundheit (und Motivation) von Beschäftigten wirken, sodass hier grundsätzlich von einem multifaktoriellen Ansatz gesprochen werden muss, wenn die Gesundheitsförderung beschrieben wird. Ein besonderer Einflussfaktor wird jedoch sehr häufig herausgearbeitet und findet sich in der Führungskraft, die auf die BGF beziehungsweise das BGM einwirkt (vgl. z.B. Badura et al. 2021; Badura 2017; Struhs-Wehr 2017; Pundt & Scherenberg 2016).

Als wesentliche Erkenntnis kann an dieser Stelle festgehalten werden:

Alle Maßnahmen des *BGF* und des *BGM* dienen dazu, die für den Unternehmenserfolg entscheidende Motivation der Belegschaft aufrechtzuerhalten bzw. zu steigern. Motivation bedeutet, dass Menschen sich in einzelnen Situationen in einer bestimmten Art und Weise verhalten und sich durch ihre inneren Beweggründe zu einer bestimmten Handlung bestimmen lassen (Uhlendorff et al. 2003, S. 96). Die Motivation, an den Unternehmensprozessen teilzunehmen, ist unterschiedlich. Die meisten Menschen müssen einer Arbeit nachgehen. Wie sehr sie sich an diese und an das Unternehmen gebunden fühlen, ist von vielen Faktoren abhängig. Durch Motivation können Mitarbeiter an das Unternehmen längerfristig gebunden werden. Dies führt dazu, dass Fehlzeiten, Fluktuation und Kosten durch Neueinstellungen reduziert, die allgemeinen Geschäftskosten verringert und die Effektivität der Mitarbeiter gesteigert werden. Die Arbeitsmotivation hängt dabei von verschiedenen Faktoren ab.

Im Allgemeinen wird zwischen extrinsischen und intrinsischen Motivatoren zum Arbeiten unterschieden. Extrinsische Motivatoren sind das Gehalt und andere Formen der Belohnung. Intrinsische Motivatoren sind individuell unterschiedlich, wie z.B. das Interesse an der Arbeit (Hennecke & Brandstätter 2016).

Intrinsische Motivation liegt vor, wenn Individuen bestimmte Aufgaben ausführen, weil sie diese interessant finden und dadurch bei ihnen unmittelbar ein Gefühl der Befriedigung ausgelöst wird (Gagné & Deci 2005, S. 331). Im Gegensatz dazu steht die extrinsische Motivation: Extrinsische Motivation zeichnet sich dadurch aus, dass die jeweiligen Aktivitäten gewissermaßen instrumentalisiert werden. Es kann sich um materiell greifbare oder um verbale Belohnungen handeln. Das Gefühl der Zufriedenheit entsteht also nicht aufgrund der Erledigung bestimmter Aufgaben, sondern erst durch die äußeren Konsequenzen, welche die jeweilige Aktivität nach sich zieht (Gagné & Deci 2005, S. 331). Die unterschiedlichen Gruppen von Motivatoren beeinflussen sich gegenseitig. In der Regel spielen bei den meisten Arbeitsplätzen sowohl extrinsische als auch intrinsische Motivatoren eine Rolle.

Die Frage nach den Motivationsfaktoren bzw. dem Zusammenhang zwischen Arbeitsbelastung und Arbeitsmotivation wurde für viele verschiedene Branchen untersucht, und zwar sowohl auf nationaler als auch auf internationaler Ebene. Dabei spielen auch unterschiedliche Landeskulturen eine Rolle (Hofstede 2001). Intrinsische Motivatoren sind z. B. die Freude an einer bestimmten Arbeit, am Arbeiten im Team, weil Synergieeffekte für positiv befunden werden, oder der Versuch, eine gute Führungskraft zu sein, um Mitarbeiter zu motivieren etc. Nun werden einige extrinsische Faktoren vorgestellt (Deci & Ryan 1987): Zu den wichtigsten extrinsischen Faktoren gehören Belohnungen und Anreize verschiedenster Art, wie z. B. das Gehalt, Preise, die Teilnahme an Firmenessen, die Übergabe von Obstkörben sowie Ehrungen, wie z. B. die Auszeichnung als „Mitarbeiter oder Mitarbeiterin des Monats" etc.

Aufgrund der bisherigen Darstellung ergab sich für die Dissertation folgende *zentrale Forschungsfrage*:

Welchen Einfluss hat die Implementierung einer betrieblichen Gesundheitsförderung bzw. eines betrieblichen Gesundheitsmanagements in kleinen und mittleren Unternehmen (*KMU*) auf die Arbeitsmotivation, etwaige Fehlzeiten und die öffentliche Gesundheit?

Außerdem wurden folgende *Subforschungsfragen* gestellt:

Welche Bedeutung kommt der *BGF* in *KMU* zu bzw. warum ist dies von besonderer Relevanz?

Wie wirkt sich (physische und psychische) Belastung am Arbeitsplatz auf Fehlzeiten aus?

Lassen sich Belastungsunterschiede bei Mitarbeiterinnen und Mitarbeitern zwischen der „Vor-Corona-Zeit" und der Pandemiesituation finden?

2. Methodik

Auf der Basis der in Kapitel 1 aufgeführten Forschungsfragen wurden folgende Hypothesen aufgestellt:

H1: Die Unzufriedenheit von ArbeitnehmerInnen führt zu einer erhöhten Belastung am Arbeitsplatz.

Gegenhypothese: Die Unzufriedenheit führt nicht zu einer erhöhten Belastung am Arbeitsplatz.

H2: Erhöhte Belastung am Arbeitsplatz (oder Unzufriedenheit) führen zu erhöhten Fehlzeiten.

Gegenhypothese: Die erhöhte Belastung am Arbeitsplatz bzw. die Unzufriedenheit ist nicht ursächlich für eine Erhöhung der Fehlzeiten.

H3: Durch systematisch eingesetztes (bzw. eingeführtes) *BGM* kann die Zufriedenheit von MitarbeiterInnen gesteigert werden, wodurch sich auch gesundheitsbezogene Aspekte verbessern.

Gegenhypothese: Durch systematisch eingesetztes (bzw. eingeführtes) *BGM* kann die Zufriedenheit von MitarbeiterInnen nicht gesteigert werden. Auch gesundheitsbezogenen Aspekte verbessern sich nicht.

H4: Eine Steigerung der betrieblichen gesundheitsbezogenen Aspekte hat unmittelbar positive Auswirkungen auf die öffentliche Gesundheit.

Gegenhypothese: Eine Steigerung der betrieblichen gesundheitsbezogenen Aspekte hat keine unmittelbar positiven Auswirkungen auf die öffentliche Gesundheit.

H5: Die Corona-Pandemie hat die Belastungssituation in Betrieben noch einmal vor deutlich größere Herausforderungen hinsichtlich der Gesundheitsförderung gestellt, als diese bisher bestanden haben.

Gegenhypothese: Die Corona-Pandemie hat die Belastungssituation in Betrieben nicht wesentlich gesteigert und auch vor keine deutlich größeren Herausforderungen hinsichtlich der Gesundheitsförderung gestellt, als diese bisher ohnehin bestanden haben.

Die Analyse der in der empirischen Untersuchung nachfolgend behandelten Fragestellungen sollte dazu dienen, die Voraussetzungen für ein gelingendes *BGM* zu evaluieren, etwaige Vorteile und Schwachstellen zu diskutieren und Verbesserungsvorschläge zu entwickeln. Sie sollte außerdem dazu beitragen, die allgemeinhin geltenden Anforderungen an die Implementierung des *BGM* kritisch zu reflektieren. Dieses Ziel konnte die Studie nur dadurch erreichen, dass sie sich möglichst offen an das Untersuchungsfeld herantastete. Darüber hinaus sollten bestimmte weitere Thematiken, wie z. B. die generelle Akzeptanz des *BGM*, aufgegriffen und diskutiert werden. Insgesamt handelte es sich um ein methodengeleitetes Verfahren, in dem leitfadengestützte Experteninterviews mit auf dem Gebiet des *BGM* fachlich spezialisierten

Unternehmensmitarbeitern geführt wurden, deren Ziel eine umfassende Bestandsaufnahme und Analyse der aktuellen Situation des *BGM* in Deutschland ist.

Für die Auswertung wurde das Verfahren der qualitativen Inhaltsanalyse nach Mayring gewählt. Zunächst war erwogen worden, zusätzlich ein quantitatives Verfahren durchzuführen. Daher wurde der Versuch unternommen, statistische Daten ausgewählter Industrie- und Handelskammern zu generieren. Dieses Vorhaben konnte aber nicht weiter verfolgt werden. Da die Anzahl der Unternehmen, die auf die Anfrage des Verfassers reagiert hatten, zu gering waren.

In methodischer Hinsicht war Folgendes von Bedeutung:

In der empirischen Sozialforschung gibt es eine Vielzahl unterschiedlicher Befragungsformen. Quantitative und qualitative Ansätze stehen hierbei in Konkurrenz zueinander. Beide Arten haben ihre Vorteile und Schwächen. Daneben existieren auch Mischformen, mit denen sich die sog. Mixed Methods-Forschung befasst (Lamnek & Krell 2016, S. 314; Kuckartz 2012, S. 16-19).

Quantitative Ansätze zeichnen sich dadurch aus, dass geschlossene, d. h. dezidierte Fragen gestellt, lediglich die Stellungnahmen der Befragten ermittelt werden, ohne dass Nachfragen erfolgen und sich der Fragesteller vollkommen neutral verhält (Lamnek & Krell 2016, S. 315).

Qualitative Interviews dagegen haben zumeist einen vermittelnden Charakter, d. h. die befragte Personen kann die jeweiligen Situationen und Umstände während der Befragung, auch aufgrund von ergänzenden Nachfragen, selbst reflektieren und nachvollziehen.

Gläser und Laudel zufolge beruhen qualitative Methoden „auf der Interpretation sozialer Sachverhalte, die in einer verbalen Beschreibung dieser Sachverhalte resultiert." (Meuser & Nagel 2009, S. 465). Bei quantitativen Methoden hingegen werden die Ergebnisse häufig in „Zahlen" zur „Beschreibung" dargestellt, da im Vorfeld eine große Anzahl an Personen interviewt wird (Meuser & Nagel 2009, S. 465). Wegen der Erforderlichkeit von Nachfragen wird bei qualitativen Befragungen hingegen lediglich ein kleinerer Personenkreis befragt. Qualitative Befragungen sind umfangreicher und zielen auf die Erhebung von Praxis- und Erfahrungswissen, aber auch auf subjektive Einstellungen und sachverhaltsbezogenen Perspektiven (Diekmann 2017). Man unterscheidet bei der Datenerhebung in der Regel zwischen drei verschiedenen Möglichkeiten der Standardisierung, deren Anwendung vom jeweiligen Forschungsziel abhängt:

1. Standardisiertes Interview: Fragen, Fragenreihenfolge, Antworten vorgegeben,

2. Halbstandardisiertes Interview: nur Antworten frei (nicht vorgegeben) und

3. Nichtstandardisiertes Interview: alles frei (außer das Thema)

Zu den halb- bzw. teilstandardisierten Interviews zählt das sogenannte *Leitfadeninterview* (Kromrey, Roose et al. 2016, S. 385). Dabei wird jeweils vorab ein Interviewleitfaden konzipiert, der zwar eine Liste mit bestimmten Fragen enthält. Die Reihenfolge und die Formulierung der den interviewten Personen gestellten Fragen sind aber nicht zwingend einzuhalten (Gläser & Laudel 2010, S. 42). Der Leitfaden stellt im Prinzip nur eine Art „Richtschnur" dar, die „unbedingt zu stellende Fragen enthält". (Gläser & Laudel 2010, S. 42). Kromrey zufolge ermöglicht diese Art der Befragung ein genaueres Erfassen bestimmter Themenbereiche und eine tiefer gehende Durchdringung bestimmter Lebenssachverhalte (Kromrey 2002, S. 378). Weiterhin hat sie den Vorteil, dass nicht nur ein fließendes Gespräch entsteht, bei dem der Interviewer bei Bedarf nachfragen kann, sondern es zu einer größeren Gesprächsbereitschaft kommen und wiederum zu mehr Informationen führen kann (Diekmann 2017, S. 532). Das Verwenden von offenen Fragen ist in den meisten Fällen auch für den Befragten angenehmer (Diekmann 2017, S. 477).

Neben dem leitfadengestützten Interview gibt es auch als Sonderform des qualitativen Interviews das *narrative Interview*, welches von Fritz Schütze entwickelt wurde (Lamnek & Krell 2016, S. 338; Schütze 1983, S. 283). Bei dieser Form des Interviews verhält sich der Fragesteller anregend und zugleich zurückhaltend; es wird also eine vollkommen offene Gesprächsführung praktiziert, und der Befragte wird aufgefordert, zu erzählen. Durch das Erzählen werden die Orientierungsmuster des Handelns am ehesten erkennbar. Außerdem wird das Handeln aus der Rückschau interpretiert. Der Fragesteller kann und soll auch nachfragen, um sich der Orientierungsmuster und der Interpretationen zu versichern.

Vorliegend wurden *Experteninterviews* geführt.

Für die Datenerhebung durch Experteninterviews ist ein Interviewleitfaden unverzichtbar, der die zu stellenden Fragen und auch eine Reihenfolge der Fragen vorgibt, damit geeignete Informationen gesammelt werden können. Leitfäden fungieren als konkretes Hilfsmittel in der Erhebungssituation (Bogner, Littig et al. 2014). Dennoch verstehen Meuser und Nagel den Leitfaden dezidiert nicht als Instrument zur Standardisierung: „Entscheidend für das Gelingen des Experteninterviews ist unserer Erfahrung nach eine flexible, unbürokratische Handhabung des Leitfadens, die diesen nicht im Sinne eines standardisierten Ablaufschemas, sondern eines thematischen Tableaus verwendet." (Meuser & Nagel 2009, S. 474)

Es wurde ein Interviewleitfaden in Form eines Fragebogens erstellt.

Es wurden insgesamt acht leitfadengestützte Experteninterviews mit Personalverantwortlichen verschiedener deutscher Klein- und Mittelunternehmen geführt.

Die Interviews fanden im Sommer 2022 statt.

Die Interviews wurden nach den Grundsätzen der qualitativen Inhaltsanalyse nach Mayring ausgewertet. Der Vorteil dieser Art der Analyse besteht darin, dass „sie streng methodisch kontrolliert das Material schrittweise analysiert." (Mayring 2002, S. 114).

3. Ergebnisse

Aufgrund der Auswertung der Interviews ergab sich zu den im Kapitel 2 aufgestellten Hypothesen Folgendes:

H1: Die Unzufriedenheit von Arbeitnehmerinnen und Arbeitnehmern führt zu einer erhöhten Belastung am Arbeitsplatz: Dieser Ursachenzusammenhang kann als bestätigt angenommen werden. Sowohl in der Forschungsliteratur als auch in den Experteninterviews wurde bejaht. Die Gegenhypothese ist damit widerlegt.

H2: Erhöhte Belastung am Arbeitsplatz (oder Unzufriedenheit) führen zu erhöhten Fehlzeiten. Dabei kann es sich um Arbeitsunfähigkeit handeln oder um Absentismus, also um Fernbleiben vom Betrieb, auch wenn tatsächlich keine Arbeitsunfähigkeit vorliegt. Es ist dies ein Phänomen, mit welchem die Marktwirtschaft stetig konfrontiert ist. Diese Hypothese erweist sich ebenfalls als zutreffend. Die Gegenhypothese ist damit widerlegt.

H3: Diese Hypothese trifft zu. Durch systematisch eingesetztes (bzw. eingeführtes) betriebliches Gesundheitsmanagement kann die Zufriedenheit von MitarbeiterInnen gesteigert werden, worbei sich auch gesundheitsbezogene Aspekte verbessern. Die Gegenhypothese ist damit widerlegt. Es wurde dargestellt, dass durch Schaffung des notwendigen arbeitsorganisatorischen Umfelds, durch Einbettung in den Unternehmensablauf Mitarbeiterinnen und Mitarbeiter verstärkt dazu animiert werden können, sorgsam und achtsam mit der eigenen Gesundheit umzugehen und sich entsprechend am Arbeitsplatz und darüber hinaus zu verhalten. Die Folgewirkungen Motivationssteigerung, erhöhter Arbeitseinsatz, zunehmende Arbeitnehmerbindung und Commitment, Steigerung des Unternehmensgewinns etc. wurden ausführlich beschrieben. Auch diese Hypothese ist als zutreffend angesehen werden.

H4: Diese Hypothese trifft zu. Eine Steigerung der betrieblichen gesundheitsbezogenen Aspekte hat unmittelbar positive Auswirkungen auf die öffentliche Gesundheit. Die Gegenhypothese ist damit wiederlegt. Auch dies wurde beschrieben. Über die bei H3 dargestellten Folgewirkungen hinaus trägt ein kontinuierlich betriebenes *BGM* auch zur Vermeidung von Gesundheitskosten bei und schont dadurch die Finanzressourcen der öffentlichen Kassen. Diese Hypothese kann ebenfalls als zutreffend angesehen werden.

H5: Die Corona-Pandemie hat die Belastungssituation in Betrieben noch einmal vor deutlich größere Herausforderungen hinsichtlich der Gesundheitsförderung gestellt als zuvor. *BGM* in Zeiten von Corona zu betreiben, hatte zumindest den Vorteil, dass aufgrund bestehender und sehr weitreichender Kontaktbeschränkungen direkter zwischenmenschlicher Kontakt ausgeschlossen werden konnte. Dementsprechend konnten *BGF*- und *BGM*-Maßnahmen nur eingesetzt werden, wenn die jeweiligen Mitarbeiter und Mitarbeiterinnen vor Ort im Unternehmen anwesend waren. Für die übrigen Mitarbeiter bestand *BGM* in erster Linie darin, remote Arbeit oder Arbeit im Home-Office zu verrichten. Demnach konnten die genannten Maßnahmen nicht greifen; H5 also nur eingeschränkt bestätigt werden. Zwar waren die Herausforderungen größer, diese betrafen aber meist nicht *BGM*- und *BGF*-Maßnahmen, sondern waren schlicht der Bewältigung der langandauernden Lockdowns geschuldet. Die Hypothese ist nur bedingt zutreffend. Durch die reduzierte Anwesenheit der Mitarbeiter im Unternehmen wurden Gesundheitsrisiken reduziert.

Abschließend lässt sich die anfänglich gestellte zentrale Leitfrage wie folgt beantworten:

Die Existenz bzw. die Implementierung von *BGF* und *BGM* wirken sich positiv auf Arbeitsmotivation aus, den (beschleunigten) Rückgang etwaiger Fehlzeiten und schließlich auch die öffentliche Gesundheit aus.

Die besondere Praxisrelevanz des in dieser Arbeit thematisierten Forschungsfelds *BGM* und *BGF* wird deutlich, wenn sich der Leser die Bedeutung dieser Themenbereiche für

1. die Gesundheit des Einzelnen,
2. für *KMU* und
3. alle Arten von Unternehmen insgesamt und
4. für die allgemeine Volksgesundheit vor Augen führt.

Es konnte empirisch nachgewiesen werden, dass tatsächlich ein Kausalzusammenhang zwischen dem *BGM* bzw. der *BGF* und dem seelischen und physischen Befinden von Mitarbeitern und dem Erfolg von

Unternehmen besteht. Die Bedeutung dieser Aktionsfelder wird daher auch für diejenigen evident, die den Zusammenhang bisher nur vermuteten, ihn - in welcher Absicht auch immer - in Abrede stellten oder für obsolet hielten. Das gilt insbesondere für *KMU*, welche, aus Kosten- oder aus welchen anderen Gründen auch immer, die Brisanz der Thematik nicht erkannt haben.

Als Forschungsergebnis kann festgehalten werden:

BGM und *BGF* „lohnen" sich, ganz gleich, in welcher Marktgröße *KMU* am Wettbewerb beteiligt sind. Besonders oder vor allem dort, wo monetäre Aspekte, mangels oder wegen unzureichender finanzieller Ressourcen, einen besonderen Abwägungsgesichtspunkt darstellen, ergibt sich die Erkenntnis, dass *BGM* und *BGF* stets einen Mehrwert bilden. Aber auch, wenn man den Blick weitet und die Thematik aus einer übergeordneten Perspektive betrachtet, vom Standpunkt der öffentlichen Gesundheit oder derjenigen, die umfassender mit dem Begriff *Public Health* (öffentliche Gesundheit, Volksgesundheit) umschrieben wird, gilt das Gleiche: Die besondere Sorge um das Wohlergehen der Mitarbeiter setzt sich gleichsam auf „höherer Ebene" fort. Demnach sind öffentliche Stellen gefordert, *KMU* bei der Durchführung der *BGF* und des *BGM* finanziell zu unterstützen und sie kostenmäßig zu entlasten. Dies dient der öffentlichen Wohlfahrt, trägt zur Minimierung von Gesundheitskosten bei und entlastet die öffentlichen Kassen.

4. Schlussfolgerungen und Empfehlungen für die Praxis

Die in der Arbeit angestellten Erörterungen und gewonnenen Erkenntnisse schärfen den Blick für das Allgemeine, gewissermaßen ausgehend von der Sicht der *KMU* bis hin zu überordneten Interessen der Allgemeinheit. Diese unterschiedlichen Perspektiven aufzuzeigen, haben sich die Verfasser zusätzlich zur Aufgabe gemacht. Obendrein meinen sie, durch ihre Erörterungen und Erhebungen zu einer Optimierung der Situation in *KMU* und im übergeordneten Sinne, d. h. auch für andere Unternehmen, beigetragen zu haben. Schließlich lassen sich aus den Erkenntnissen auch manifeste praktische Postulate ableiten, ein Appell an alle mit Gesundheitsfragen und Fragen der Wirtschafts- und Unternehmensentwicklung Befassten. Die Verfasser hoffen, durch ihre Arbeit einen Beitrag zur Förderung der Situation in Klein-. und Mittelunternehmen geleistet zu haben. Gelingt dies, hat die Arbeit ihre Berechtigung und damit ihr Ziel erreicht.

Für die Praxis können folgende Empfehlungen gegeben werden:

Jedes *KMU* sollte, wie auch andere Unternehmen, sich der Zusammenhänge zwischen der Gesundheit des Personals und des Unternehmenserfolgs bewusst sein und ein *BGM* betreiben und die *BGF* implementieren.

Es ergibt sich für alle Beteiligten ein Mehrwert.

In Pandemien und ähnlichen Situationen besteht das *BGM* vor allem darin, Mitarbeiterkontakte zu minimieren bzw. ganz zu unterbinden. *BGF*, welche im Unternehmen betrieben wird, eignet sich in einer solchen Situation zur Zielerreichung nicht.

Angesichts der Bedeutung für die öffentliche Gesundheit (Public Health) sollten *BGM* und *BGF* bei *KMU* auch durch staatliche Zuwendungen finanziell unterstützt und gefördert werden. Bei anderen Unternehmen hat dieses Postulat eine geringere Bedeutung.

12

5. Literaturverzeichnis

Badura, B.; Ducki, A.; Schröder, H.; Klose, J. & Meyer, M. (2021): Fehlzeiten-Report 2020. Gerechtigkeit und Gesundheit. Wiesbaden: Springer.

Badura, B. (2017): Arbeit und Gesundheit im 21. Jahrhundert. In: Badura, B. (Hrsg.): Arbeit und Gesundheit im 21. Jahrhundert. Wiesbaden: Springer, S. 2-17.

Barauth, B. & Ward, A. (2014): Metamorphosis of intrapreneurship as an effective organizational strategy. International Entrepreneurship and Management Journal, 11, S. 811-822.

Bogner, A.; Littig, B. & Menz, W. (2014): Interviews mit Experten. Eine praxisorientierte Einführung. Wiesbaden: Springer VS.

Deci, E. L., & Ryan, R. M. (1987). The support of autonomy and the control of behavior. Journal of Personality and Social Psychology, 53(6), 1024–1037. https://doi.org/10.1037/0022-3514.53.6.1024

Diekmann, A. (2017): Empirische Sozialforschung. Grundlagen, Methoden, Anwendung, 11. Aufl., Reinbek bei Hamburg: Rowohlt Taschenbuch Verlag.

EU-Kommission (Hrsg.) (2003): Empfehlung der Kommission vom 06.05.2003 betreffend die Definition der Kleinstunternehmen sowie der kleinen und mittleren Unternehmen. ABl. EG L 124 v. 20.05.2003, S. 36- 41 (11.06.2022).

Fischmann, W.; Voss, A.; Drexler, H. (2020): Konzept für ein ganzheitliches Gesundheitsmanagement in KMU. – Public Health Forum 28 (2), S. 113-116.

Gagné, M. & Deci, E. L. (2005): Self-determination theory and work motivation: Self-Determination Theory and Work Motivation. Journal of Organizational Behavior, 26 (4), S. 331–362.

Gawke, J. C., Gorgievski, M., Bakker, A. B. (2019): Measuring intrapreneurship at the individual level: Development and validation of the Employee Intrapreneurship Scale (EIS). European Management Journal 37 (6), S. 806-817.

Gimm, E. (2018): Einfluss von Unternehmenskultur und Führung auf den Erfolg von Betrieblichem Gesundheitsmanagement. In: Herget, J.; Strobl, H. (Hrsg.): Unternehmenskultur in der Praxis. Wiesbaden: Springer, S. 343-354.

Gläser, J. & Laudel, G. (2010): Experteninterviews und qualitative Inhaltsanalyse als Instrumente rekonstruierender Untersuchungen. Wiesbaden: VS Verlag für Sozialwissenschaften.

Hennecke, M. & Brandstätter, V. (2016): Intrinsische Motivation. In: Bierhoff, H.-W. & Frey, D. (Hrsg.): Soziale Motive und soziale Einstellungen. Göttingen: Hogrefe, S. 1-29.

Hofstede, G. (2001): Culture´s Consequences, Comparing values, behaviours, institutions, and organizations across nations, 2. Aufl., Thousand Oaks u.a.: Sage.

Kromrey, H., (2002), Modelle und Methoden der standardisierten Datenerhebung und Datenauswertung. VS Verlag für Sozialwissenschaften Wiesbaden: ISBN: 978-3-8100-3701-5, DOI: https://doi.org/10.1007/978-3-322-93463-5

Kromrey, H.; Roose, J. & Strübing, J. (2016): Empirische Sozialforschung. Modelle und Methoden der standardisierten Datenerhebung und Datenauswertung, 13. Aufl., Konstanz: UVK Verlagsgesellschaft.

Kuckartz, U. (2012): Qualitative Inhaltsanalyse. Methoden, Praxis, Computerunterstützung. Weinheim u.a.: Beltz Juventa.

Lamnek, S. & Krell, C. (2016): Qualitative Sozialforschung, 6. Aufl., Weinheim u.a.: Beltz Verlag.

Lohaus, D. & Habermann, W. (2018): Präsentismus. Krank zur Arbeit – Ursachen, Folgen, Kosten und Maßnahmen. Wiesbaden: Springer.

Mayring, P. (2002): Einführung in die qualitative Sozialforschung, 5. Aufl., Weinheim: Beltz Verlag.

Meuser, M., Nagel, U. (2009). Das Experteninterview — konzeptionelle Grundlagen und methodische Anlage. In: Pickel, S., Pickel, G., Lauth, H. J., Jahn, D. (eds) Methoden der vergleichenden Politik- und Sozialwissenschaft. VS Verlag für Sozialwissenschaften. https://doi.org/10.1007/978-3-531-91826-6_23

Meyer, J. P. & Allen, N. J. (1991): A three-component conceptualization of organizational commitment. Human resources management review 1991, S. 61- 89.

Nägele, A. (2016): BGF und gesundheitsförderliche Bewegung – Besonderheiten von KMU in Deutschland. – Bewegungstherapie und Gesundheitssport 33, S. 91-96.

Petzold, N. & Gathmann, A. S. (2021): Disruptive Innovation und Ambidextrie. Grundlagen, Handlungsempfehlungen, Case Studies. Wiesbaden: Springer Gabler, S. 5-12.

Pundt, J. & Scherenberg, V. (Hrsg.) (2016): Erfolgsfaktor Gesundheit in Unternehmen. Zwischen Kulturwandel und Profitkultur. Bremen: Apollon University Press.

Schütze, F. (1983): Biographieforschung und narratives Interview. Neue Praxis, 13, S. 283-293, www.http://nbn-resolving.de/urn:nbn:de:0168-ssoar-53147 (01.06.2022).

Struhs-Wehr, K. (2017): Betriebliches Gesundheitsmanagement und Führung. Gesundheitsorientierte Führung als Erfolgsfaktor im BGM. Wiesbaden: Springer.

Uhlendorff, W., Jäger, M. & Kösling, W. (2003): Führungslehre - Lehr- und Lernbuch mit praktischen Beispielen, 4. Aufl., Stuttgart u. a.: Boorberg.

Zu den Autoren

Gerhard SCHÖN, geboren 1959; Studium der Sozialpädagogik in Mainz und der Erziehungswissenschaften in Frankfurt, wiederkehrende Ausübung von wissenschaftlichen Lehraufträgen; langjährige Tätigkeit als „Personaler" in den unterschiedlichsten Funktionen, Positionen und (Dax-) Unternehmen, zuletzt als Leiter Human Resources in einem kommunalen Eigenbetrieb; in 2015 awardprämiert. Seit 2021 Promotionsstudium an der St. Elisabeth Universität Bratislava (Slowakei). Forschungsschwerpunkte: Diversionsprojekte, in den letzten Jahren besonderes Augenmerk auf Unternehmens- und Führungskultur, „work life balance" und des Gesundheitsmanagements in der Arbeitswelt.

Doz. Dr. Fabian RENGER, M.A., Ph.D., geboren 1979; Studium der Betriebswirtschaftslehre in Bamberg, Leipzig, Aalen, Seminarstudium in St. Gallen (Schweiz); Promotionsstudium an der St. Elisabeth Universität Bratilava (Slowakei), seit 2015 Leiter der Controlling-Abteilung im MVZ Ärztepartnerschaft Dr. Renger, Dr. Becker in Heidenheim. Dozent an der St. Elisabeth Universität Bratislava, Forschungsschwerpunkte: Controlling in Medizinischen Versorgungszentren, Medizinische Versorgungszentren, Typologieentwicklung, Human Resources Solutions, Institutionsökonomie in Systemen der ambulanten Versorgung

BEI GRIN MACHT SICH IHR WISSEN BEZAHLT

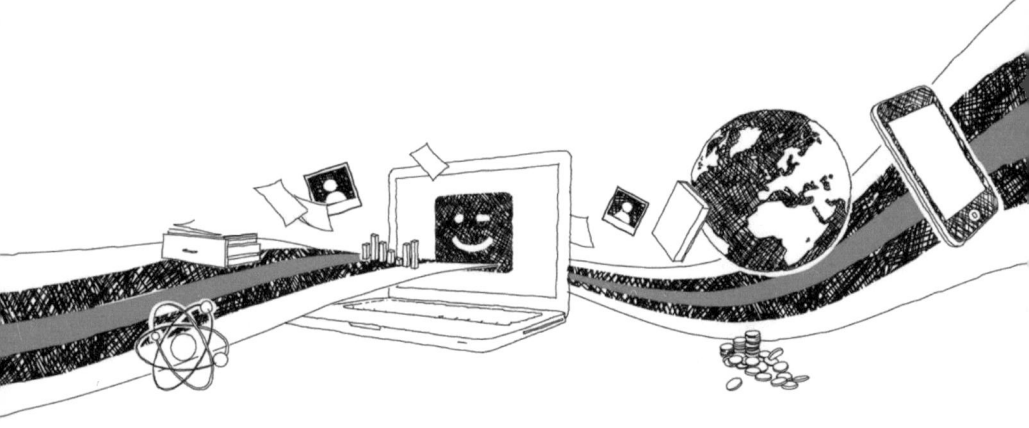

- Wir veröffentlichen Ihre Hausarbeit, Bachelor- und Masterarbeit

- Ihr eigenes eBook und Buch - weltweit in allen wichtigen Shops

- Verdienen Sie an jedem Verkauf

Jetzt bei www.GRIN.com hochladen und kostenlos publizieren

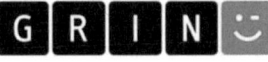